AF404583

# LE

# TRAITEMENT DE L'ATAXIE

## PAR LA RÉÉDUCATION MOTRICE

PAR

**Maurice FAURE**     et     **G. CONSTENSOUX**

Ancien interne des hôpitaux de Paris
et de la Clinique des Maladies Nerveuses de la Faculté
(Clinique Charcot - Salpêtrière).
Directeur de l'Institut de Rééducation
de Lamalou (Hérault).

Ancien interne des hôpitaux de Paris,
Directeur du Service de Rééducation
de la Clinique des Maladies Nerveuses
de la Faculté (Clinique Charcot - Salpêtrière).

TOULOUSE

IMPRIMERIE ET LIBRAIRIE ÉDOUARD PRIVAT
Librairie de l'Université
14, RUE DES ARTS (SQUARE DU MUSÉE)

1902

# LE
# TRAITEMENT DE L'ATAXIE

## PAR LA RÉÉDUCATION MOTRICE

Par MM. M. FAURE et G. CONSTENSOUX.

---

La rééducation motrice est insuffisamment connue et appliquée en France. Elle l'est beaucoup plus à l'étranger. Les résultats qu'elle a déjà donnés permettent de considérer sa valeur thérapeutique comme démontrée et son avenir comme certain.

En France, c'est à l'école de la Salpêtrière qu'on en a fait l'étude méthodique. M. le professeur Raymond, en 1895 et 1896, lui a consacré plusieurs leçons et a institué un service spécial de rééducation dans sa clinique des maladies nerveuses de la Faculté. Nous apportons neuf observations nouvelles venant pour la plupart de ce service et où des malades ataxiques, ayant plus ou moins complètement perdu leurs fonctions motrices, ont pu, après trois, quatre, cinq mois de rééducation, reprendre leur vie ordinaire et leurs occupations.

Chez les ataxiques, la rééducation tend, d'ailleurs, à se faire naturellement, et quelques-uns d'entre eux peuvent, lorsque leur maladie est arrêtée, recommencer peu à peu à marcher et à se mouvoir, mais au prix de beaucoup de temps et de fatigue. Dans ce cas, la marche qui se rétablit chez eux n'est pas la marche normale; c'est une marche nouvelle, généralement vicieuse et qui leur rend peu de services.

La rééducation méthodique, au contraire, outre qu'elle économise le temps et la fatigue, peut leur rendre une marche infiniment plus utile, qui se rapproche beaucoup du type normal ou même le reproduit absolument. Tout axatique intelligent, appliqué, patient, qui n'est ni aveugle ni rachitique, qui n'a pas une forme de maladie à évolution rapide et fébrile, qui n'a pas de lésions articulaires ou osseuses graves, peut et doit remarcher en quelques mois.

Le principe général de la rééducation motrice est que toutes nos fonctions motrices sans exception (marche, course, nage, écriture, etc.), et tous nos gestes, sont le résultat d'une éducation, soit instinctive, soit méthodique. L'ataxique qui réapprend à marcher est comparable à l'adulte qui apprend à se servir d'un moyen nouveau de locomotion (bicyclette, équitation).

On trouve les origines de la rééducation dans les thérapeutiques suédoises du mouvement et dans les tentatives faites, depuis longtemps, auprès des incoordonnés de toute espèce, par les spécialistes des régions où ces incoordonnés sont groupés (Lamalou, la Salpêtrière, cliniques des Facultés, etc.). Mais le véritable promoteur de cette thérapeutique est le médecin suisse Frenkel, qui institua, en 1890, une série d'appareils et exercices dont l'ensemble est connu sous le nom de méthode de Frenkel.

Depuis, la tâche entreprise par l'Ecole de la Salpêtrière, sous l'impulsion de M. le professeur Raymond, a été d'étudier la variété des troubles moteurs chez les ataxiques et chez d'autres malades qui présentent des accidents voisins, mais différents, et de combiner des rééducations méthodiques correspondant à chacun de ces troubles moteurs. C'est un travail long et complexe que nous poursuivons depuis six ans et qui nous a donné des résultats importants.

L'ataxie est le résultat de troubles localisés des fonctions musculaires, et cette localisation n'est pas la même chez tous les malades. Tel exercice utile à l'un est inutile ou même nuisible à l'autre. Par conséquent, il faut étudier complètement chaque malade, reconnaître quel est le vice de mouvement qui lui est personnel et d'où dérive la perturbation de toute sa statique, et instituer ensuite pour lui, et pour lui seul, un ensemble d'exercices correspondants. Il ne peut y avoir de méthode unique pour tous.

Les appareils compensateurs, qui agissent à la façon d'un tuteur près d'une plante trop faible, corrigent bien instantanément le trouble fonctionnel, mais ils ne rééduquent pas, c'est-à-dire que l'appareil enlevé, les muscles n'ont rien appris parce qu'ils n'ont pas travaillé et les choses sont dans le même état qu'auparavant.

Avec Duchenne (de Boulogne) et Charcot, l'école de la Salpêtrière a fait autrefois connaître l'électrisation localisée, dont la valeur thérapeutique n'est contestée par personne. La thérapeutique par la rééducation, dont cette même école poursuit aujourd'hui l'étude systématique, prendra un jour une place plus grande encore que l'électrisation.

## OBSERVATIONS[1] (Résumés).

OBSERVATION I. — Mlle E..., trente-deux ans.

Tabétique depuis sept ans, présente des troubles nets d'incoordination motrice depuis le mois de juin 1900. Vient au service de rééducation en octobre 1901.

A ce moment, elle peut encore se déplacer seule ; mais la démarche est irrégulière, les jambes sont en extension permanente, pas de flexion des hanches ni des genoux, la pointe du pied est tombante et s'appuie au sol avant le talon, les jambes sont projetées avec brusquerie et l'équilibre est imparfait ; il y a parfois des chutes pendant la marche.

Incoordination motrice pas très accentuée, mais portant sur tous les mouvements des membres inférieurs.

Hypotonie des muscles de la région postérieure des cuisses, de la région antéro-externe des jambes. Elle existe un peu pour les muscles de l'abdomen et de la région lombaire, surtout à gauche.

Du côté du tronc, on voit les épaules s'incliner vers la droite.

Au mois de février 1902, la malade est assez améliorée pour pouvoir quitter le service. A ce moment, elle marche correctement, elle est capable de sortir seule et ne tombe plus jamais.

OBSERVATION II. — M. B..., trente-cinq ans.

Tabétique depuis deux ans, ataxique depuis décembre 1900. L'incoordination s'accuse et se généralise très rapidement.

Quand nous voyons le malade, en juin 1901, il représente un des cas les plus accentués qu'on puisse observer. Non seulement il ne peut être question de marche ni de station debout, mais on doit porter ce malade. Il est incapable de se tenir autrement qu'écroulé dans un fauteuil ; il ne peut se tenir assis sur une chaise, et les mouvements de la voiture le font glisser à terre si on ne le soulève de temps en temps.

Ataxie extrême des membres inférieurs et du tronc.

Hypotonie diffuse portant plus spécialement sur les muscles antéro-externe des jambes, postérieurs des cuisses, adducteurs et abducteurs des cuisses, de la ceinture pelvienne, des lombes et de la paroi abdominale.

Anesthésie profonde aux membres inférieurs.

Au tronc, on observe une cyphose dorsale et surtout une ensellure

---

1. La plupart sont tirées du service de Rééducation de la Clinique de la Salpêtrière.

lombaire très profonde avec écroulement du haut du corps vers la droite.

La rééducation est entreprise en juin 1901 ; le malade y consacre tous ses efforts.

En novembre 1901, le malade doit abandonner son traitement pour des raisons personnelles. A ce moment, il marche seul dans sa chambre en s'aidant de sa canne. Appuyé sur un bras, il marche correctement, monte en voiture facilement, sort tous les jours et fréquente même les magasins.

OBSERVATION III. — M. N..., trente-six ans, officier.

Tabétique depuis neuf ans, ataxique depuis trois ans et demi, est en non activité et sur le point de donner sa démission. Commence la rééducation en juillet 1901.

Ne peut se passer de sa canne, ne marche jamais seul dans la rue.

Incoordination modérée des membres inférieurs. Mobilité des épaules, qui se déplacent au-dessus des hanches et compromettent à tout instant l'équilibre. Inclinaison vers la droite.

Hypotonie des muscles postérieurs des cuisses, des muscles adducteurs des cuisses. Sensibilité profonde très diminuée.

Au bout du deuxième mois, le malade commence à espérer reprendre du service. Au bout de quatre mois, il marche seul et sans appui. Il peut alors rentrer dans un régiment avec les fonctions de capitaine d'habillement.

OBSERVATION IV. — M. B..., quarante-cinq ans.

Tabétique depuis 1890, a présenté des troubles de la marche depuis 1896. Commence la rééducation en novembre 1901.

A ce moment, il marche encore seul, mais avec peine, et ne peut se passer de sa canne ; c'est même pour lui un effort pénible que de venir dans le service et de traverser les cours à pied.

Incoordination diffuse de moyenne intensité. Mobilité des épaules au-dessus du bassin et du bassin sur les fémurs ; genoux en hyperextension.

Hypotonie des muscles postérieurs des cuisses, des muscles de la ceinture pelvienne, de l'abdomen et des lombes.

Ces divers défauts se corrigent progressivement. L'incoordination disparaît, l'hypotonie diminue, et lorsque, au mois de février 1902, le malade est empêché par une cause accidentelle de continuer à fréquenter le service, il marche assez bien, peut fournir sans grand effort des marches d'une dizaine de minutes et n'hésite plus à sortir seul.

OBSERVATION V. — M. S..., quarante-cinq ans.

Tabétique depuis 1895. L'incoordination se fait en deux poussées : une en août 1900, la deuxième en avril 1901. Il vient à la rééducation en novembre 1901.

L'incoordination, peu accentuée aux jambes, est nettement prédominante à la ceinture pelvienne et au tronc.

Le malade se balance en marchant et retombe lourdement d'un pied sur l'autre. On pratique surtout la rééducation du tronc, et l'équilibre se rétablit relativement vite chez lui; il cesse d'abord de se faire accompagner, puis supprime la canne. Désormais, sa démarche redevient correcte et son équilibre s'assure.

En mars 1902, il reprend ses occupations et peut cesser de fréquenter le service.

OBSERVATION VI. — M. X..., quarante ans, officier[1].

Tabétique depuis 1894, ataxique depuis deux ans, a, depuis ce moment, cessé tout service actif pour prendre un emploi sédentaire. Marche encore seul, mais avec incertitude et en s'aidant d'une canne, hésite à monter, à descendre, à traverser les rues, se fatigue très vite.

Incoordination modérée. Genoux en extension exagérée. Instabilité des épaules, légèrement déviées vers la droite.

Le traitement est commencé en février 1901. A la fin de mai de la même année, non seulement l'incoordination a disparu et tous les mouvements sont redevenus corrects, mais la perfection des fonctions motrices est telle que M. X... rentre dans son régiment, reprend sans restrictions la vie militaire, monte à cheval, fait les manœuvres sans hésitation et sans fatigue particulière.

OBSERVATION VII. — M^me M..., cinquante-quatre ans.

Ataxique depuis deux ans et demi, a dû garder le lit deux mois. Commence la rééducation en janvier 1902.

A grand'peine, à ce moment, à marcher seule. Est incapable de traverser les cours, porte la pointe des pieds en dedans, le corps incliné en avant, fait à chaque pas des mouvements de salutation, ne peut ni monter ni descendre sans rampe.

Incoordination des membres inférieurs et du tronc.

Hypotonie des muscles antéro-extérieurs des jambes, des adducteurs et abducteurs des cuisses, des muscles des gouttières rachidiennes.

Les troubles des membres inférieurs se corrigent assez facilement. L'instabilité du tronc et des épaules demande plus d'efforts. Néanmoins, le 28 mars 1902, la malade peut quitter le service, capable de marcher seule et sans canne sur tous les terrains, de monter, de descendre; en un mot, elle a retrouvé les mouvements et l'équilibre pour tous les besoins de la vie courante.

1. *Bulletin médical*, 12 mars 1902, n° 21. — G. Contensoux, *Rétablissement intégral des fonctions motrices chez un tabétique.*

Observation VIII. — M^me D..., cinquante-quatre ans.

Tabétique depuis cinq ans, incoordinée depuis quatorze mois. L'incoordination ne fait qu'augmenter; depuis deux mois, la malade n'a pas quitté le lit. Début du traitement en octobre 1901.

Incoordination très accusée aux membres inférieurs, moins marquée au tronc.

Hypotonie des muscles antéro-extérieurs des jambes, des muscles postérieurs des cuisses. Inclinaison légère du tronc vers la droite.

Progrès très réguliers et assez rapides, d'abord de la station, puis de la locomotion.

Le 25 janvier 1902, la malade quittait le service à pied, seule et sans canne, prête à reprendre sa vie ordinaire et ses travaux de couture. Elle continue à sortir tous les jours à pied.


Observation IX. — M^me D..., quarante-quatre ans.

Tabétique depuis 1882. L'incoordination, d'abord insensible, éclate brusquement au commencement de 1901, et quand on nous apporte la malade, le 13 novembre 1901, elle était au lit depuis sept mois.

Impossibilité absolue de la marche et de la station.

Incoordination très accentuée, surtout des jambes, mais aussi du tronc. Les pieds sont tombants et la pointe en dedans, les jambes se croisent, l'indépendance est complète entre les mouvements du tronc et ceux des jambes. Le corps est incliné en avant, le dos arrondi; la chute se fait toujours en arrière.

Hypotonie des muscles antéro-extérieurs des jambes, des muscles postérieurs des cuisses et des gouttières rachidiennes.

Les progrès sont réguliers, d'abord pour les exercices au lit, assis, puis pour la station, et enfin pour la locomotion.

Aujourd'hui, cette malade marche sans chutes dans la salle et traverse très aisément les cours avec un appui. Elle monte, descend correctement, et le moment ne paraît pas éloigné où elle se suffira complètement à elle-même.


De ces observations, rapprochons les treize observations déjà publiées en 1897 par l'un de nous[1], émanant aussi de malades du service de la clinique Charcot et traités (en 1896) en collaboration avec MM. Frenkel et Hirschberg. Nous voyons que les résultats fournis par ces observations sont tout à fait analogues à ceux que nous donnent les observations nouvelles que l'on vient de lire.

Ces observations ne sont pas des exceptions, et les résultats qu'elles fournissent sont habituels.


1. *Presse médicale*, novembre 1897. — *Le traitement de l'ataxie par la rééducation*, par Maurice Faure, interne à la Salpêtrière.

On voit que, dans tous les cas, il y a eu des améliorations manifestes, et pourtant les conditions cliniques étaient très différentes. Les indications très sommaires que nous avons données relativement à chaque malade montrent que les symptômes, les défauts de la marche, étaient très différents suivant les cas : localisations et degré de l'incoordination, existence et localisations de l'hypotonie, etc., etc.

Il a été indispensable de tenir un compte exact des conditions propres à chaque sujet pour diriger spécialement le traitement de chacun d'eux.

La rééducation a été appliquée avec succès à des malades inégalement touchés par le tabes. A côté de malades marchant encore plus ou moins bien (Obs. I, III, IV, V, VI, VII), d'autres étaient très ataxiques, d'autres, enfin, étaient complètement impotents et confinés au lit (Obs. II, VIII), depuis deux mois (Obs. IX) depuis sept mois. Néanmoins, même dans ces cas, le résultat a été des plus heureux.

De plus, le degré de l'amélioration obtenue a été plus ou moins parfait : tantôt l'indépendance (Obs. I, IV, IX), tantôt la validité et la vie active (Obs. III, V, VII, VIII).

Il serait intéressant d'analyser ces observations en les donnant complètes, afin de déterminer pourquoi, suivant les cas, le succès a été plus ou moins grand; mais cette discussion soulèverait toutes sortes de questions, et nous ne voulons pas l'entreprendre ici.

Enfin, il n'est pas inutile d'attirer l'attention sur le succès complet et sans restriction obtenu dans l'observation VI. Sans doute, tous les malades ne peuvent espérer un résultat identique; mais le fait qu'un pareil succès a pu être obtenu apparaît dès maintenant comme singulièrement consolant et plein d'espoir pour les malades, instructif pour les médecins. Il prouve qu'on a maintenant le droit de se montrer exigeant en matière de rééducation, et de chercher à obtenir, quand des conditions favorables sont réunies, *la restitution intégrale des fonctions motrices*.

Toulouse, Imp. DOULADOURE-PRIVAT, rue St-Rome, 39. — 1255